BEI GRIN MACHT SICH IHR WISSEN BEZAHLT

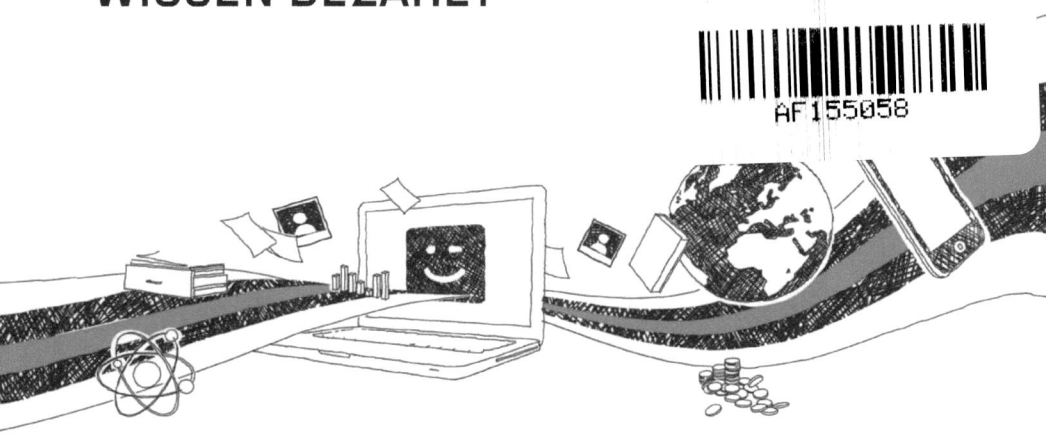

- Wir veröffentlichen Ihre Hausarbeit, Bachelor- und Masterarbeit

- Ihr eigenes eBook und Buch - weltweit in allen wichtigen Shops

- Verdienen Sie an jedem Verkauf

Jetzt bei www.GRIN.com hochladen und kostenlos publizieren

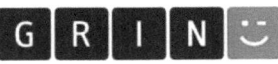

Effektive Trainingsplanung für Beweglichkeit und Koordination am Beispiel einer beliebigen Person

Anna-Lena Zeifang

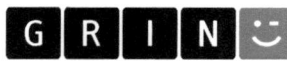

Bibliografische Information der Deutschen Nationalbibliothek:

Die Deutsche Nationalbibliothek verzeichnet diese Publikation in der Deutschen Nationalbibliografie; detaillierte bibliografische Daten sind im Internet über http://dnb.d-nb.de abrufbar.

ISBN: 9783346988645
Dieses Buch ist auch als E-Book erhältlich.

Druck und Bindung: Books on Demand GmbH, Norderstedt Germany
Gedruckt auf säurefreiem Papier aus verantwortungsvollen Quellen

Das vorliegende Werk wurde sorgfältig erarbeitet. Dennoch übernehmen Autoren und Verlag für die Richtigkeit von Angaben, Hinweisen, Links und Ratschlägen sowie eventuelle Druckfehler keine Haftung.

Das Buch bei GRIN: https://www.grin.com/document/1436104

Deutsche Hochschule für
Prävention und Gesundheitsmanagement
Hermann-Neuberger-Sportschule 3
66123 Saarbrücken

Hausarbeit

Name, Vorname	Zeifang, Anna-Lena
Studiengang	Bachelor of Arts Gesundheitsmanagement
Studienmodul	Trainingslehre 3
Datum Präsenzphase (siehe Ergebnisdokumentation)	20.09.2021-22.09.2021
Aufgabe	Erstellung einer Trainingsplanung für das Beweglichkeits- und Koordinationstraining für eine beliebige Person

Inhaltsverzeichnis

1 Teilaufgabe 1- Personendaten

Tab. 1: Erfassung allgemeiner und biometrischer Daten

Alter	20 Jahre
Geschlecht	Weiblich
Körpergröße	1,58m
Körpergewicht	58kg
Taille-Hüft-Quotient	0,875
Körperfettanteil	25%
Trainingsmotive	Verbesserung der koordinativen Fähigkeit Beweglichkeit
Berufliche Tätigkeit	Arbeit in einer Physiotherapiepraxis, überwiegend stehende Tätigkeiten
Aktuelle sportliche Aktivitäten	4 Mal pro Woche Krafttraining in einem Fitnessstudio, unregelmäßiges Ausdauertraining 1-2mal/ Woche, kein Spezifisches Beweglichkeitstraining
Frühere sportliche Aktivitäten	Betreibt Krafttraining seit 5 Jahren, ab und zu Ausdauersport auf dem Crosstrainer/Fahrrad/ Laufband
Zeitliche Verfügung	5-7 Mal pro Woche, jeweils 1-2 Stunden Zeit
Blutdruck	Systolisch: 115mm HG, diastolisch: 70mm HG
Ruhepuls	73 Schläge/Minute

Tab. 2: Bewertung der Diagnosedaten

Parameter	Norm	Bewertung
Blutdruck: 115/70 mmHG	Normotonie: 120/80-139/89 mmHG	Blutdruck im Normbereich
BMI: 23	Normwerte: 18,5-24,9	BMI im Normbereich
Körperfettanteil: 25%	Normwerte: 21-33%	Körperfettanteil im Normbereich

Taille-Hüft-Quotient: 0,875	Normalwert: >0,85	Grenzwertig, leicht über dem Normwert
Ruhepuls: 73 Schläge/Minute	Normaler Ruhepuls: 60-80 Schläge/Minute	Ruhepuls noch im Normbereich

Sonstiges:

- Keine internistischen oder orthopädischen Beeinträchtigungen, Person ist völlig belastbar
- Bereits hoher Umfang an sportlicher Aktivität vorhanden, jedoch nicht im Bereich koordinativen Beweglichkeitstraining
- Integration und Durchführung von regelmäßigen Beweglichkeitstraining in den bereits vorhanden Trainingsplan im Bereich Kraft und Muskelaufbau ist erforderlich

Anhand der aufgeführten allgemeinen Personendaten, sowie dem ärztlichen Check-Up, ist davon auszugehen, dass die Testperson keinerlei Einschränkungen besitzt und somit alle Übungen bzw. Tests ohne Probleme durchführen kann. Diese werden nachfolgend getestet. Ebenfalls können für das Koordinationstraining anspruchsvolle Übungen ausgewählt werden, da es sich um eine leistungstrainierende Probandin handelt.

2 Teilaufgabe 2- Beweglichkeitstestung

Um die gegenwärtige Beweglichkeitssituation der Klientin festzustellen und eventuelle Beweglichkeitsdefizite zu diagnostizieren, wird ein vereinfachter Muskelfunktionstest in Anlehnung an Janda (2000) durchgeführt. Hierbei wird sowohl die Kraftfähigkeit als auch die Beweglichkeit der Muskelgruppen getestet. Die Testung erfolgt bilateral, um jeweilige muskuläre Dysbalancen aufzuzeigen. Insgesamt werden 5 Muskelgruppen nacheinander getestet (M. pectoralis major, M. iliopsoas, M. rectus femoris, Mm. Ischiocrurales, Mm. Triceps surae). Anschließend werden die erhobenen Befunde mit Normwerten verglichen.

Zu Beginn des Tests wird der M. pectoralis major getestet (Janda, 2000, S. 2070), dazu liegt die Probandin in Rückenlage auf einer Behandlungsliege. Die Lendenwirbelsäule und das Becken müssen unbedingt fixiert werden, da sonst das Ergebnis verfälscht werden kann. Dafür werden die Beine angewinkelt, die Füße angestellt und die Bauchmuskulatur angespannt. Der Thorax wird durch den Tester fixiert, hierfür übt dieser einen leichten Zug mit der Hand in diagonaler Richtung von der zu testenden Seite weg aus.

Der Arm der zu testenden Seite wird im Ellbogengelenk auf 90° gebeugt und im Schultergelenk nach außenrotiert sowie abduziert. Die Handfläche zeigt nach oben. Durch diese Haltung ist der Brustmuskel in keiner Position kontrahiert, da die jeweils gegenteilige Bewegungsform eingenommen wurde (Adduktion kontrahiert – Abduktion entspannt). Der Messbereich ist die Position des Oberarmes zur Horizontalen. Es werden nacheinander beide Seiten getestet.

Danach wird der M iliopsoas getestet (Janda, 2000, Seite 258), hierfür setzt sich die Probandin mit dem Gesäß auf die Vorderkante der Behandlungsliege und nimmt eine Rückenlage ein. Die Beine hängen von der Liege herunter, so dass das Gesäß mit der Liegenkante abschließt. Ein Bein wird maximal weit zum Thorax herangezogen, das andere Bein hängt herunter. Die Hände des Patienten halten das Bein am Schienbein unter der Kniescheibe (Zug entlordosiert die LWS und stabilisiert das Becken). Auch hier müssen Lendenwirbelsäule und Becken fixiert werden, ist dies nicht möglich wird unterstützend vom Tester die Hand unter die LWS geschoben, gegen welche nun Druck ausgeübt werden muss, um eine zusätzliche Fixierung zu erreichen. Entscheidend ist die Hüftflexion des hängenden Beines, der Messbereich ist die Position des Oberschenkels zur Körperlängsachse. Es werden nacheinander beide Seiten getestet.

Als dritter Muskel wird der M. rectus femoris getestet (Janda, 2000, S.258). Die Probandin liegt erneut in Rückenlage am Rand der Liege, sodass das Gesäß mit dem Liegenrand abschließt. Es ist wieder darauf zu achten, dass Lendenwirbelsäule und Becken fixiert sind. Es wird ein Bein maximal nah zum Körper gezogen, das andere befindet sich im Überhang und wird vom Tester in maximaler Hüftextension fixiert. Aus dieser Position führt der Tester das Bein in einen maximalen Kniebeugewinkel. Der Messbereich ist der Winkel zwischen Ober- und Unterschenkel. Es werden nacheinander beide Seiten getestet.

Im Anschluss wird die Mm. Ischiocrurales getestet (Janda, 2000, S.261). Die Probandin nimmt erneut eine Rückenlage ein, ein Bein ist angewinkelt, das andere Bein wird vom Tester in den maximal mögliche Hüftflexion gebracht, hierbei liegt seine Hand unter der Patella des zu testenden Beines und dient als Fixierung. Das Kniegelenk ist dabei unbedingt gestreckt und die Lendenwirbelsäule sowie das Becken fixiert, ebenfalls darf das andere Bein seine Position nicht verlassen. Der Messbereich ist der Winkel zwischen der Beinachse und der Longitudinalachse. Die Testung erfolgt über die maximale Hüftflexion. Es werden nacheinander beide Seiten getestet.

Die letzte Testung betrifft die Mm. Triceps surae (Janda, 20000, S. 255). Die Durchführung erfolgt in Rückenlage auf der Behandlungsliege. Bei der nicht zu testenden Seite wird das Bein in Knie- und Hüftflexion gebeugt und seitlich abgestellt. Bei dem gestreckten Bein hängt die distale Hälfte des Unterschenkels über den Rand der Liege. Der Tester greift dieses Bein mit seiner Hand distal am Fersenbein mit der einen Hand und mit der anderen vom äußeren Fußrand her (Finger Außenkante; Daumen Fußinnenkante). Nun übt er einen Zug an der Ferse distalwärts aus und lenkt den Vorfuß mit achsengerechtem Druck mit dem Daumen zum Schienbein. Testet man isoliert den M. soleus beugt man das Kniegelenk, sobald die maximale Dorsalextension erreicht ist und der Tester versucht nun das Bewegungsausmaß zu vergrößern. Anhand dieser Vorgehensweise kann das Testergebnis differenziert nach M. gastrocnemius und M. soleus gesondert auswerten werden. Ebenfalls müssen nacheinander beide Seiten getestet werden. Der Messbereich ist der Dorsalextensionswinkel.

Bei der Überprüfung der Beweglichkeit erfolgte der Nachdruck, welcher bei den Richtwerten erwähnt wird, durch eine leichte Druckbewegung in Richtung Messposition seitens des Therapeuten.

Tab. 3: Testauswertung und Testergebnisse (modifiziert in Anlehnung an Janda 2000, eigene Darstellung)

Testübung	Bewertung	Ergebnis
M. pectoralis major	Stufe 0= Oberarm erreicht Horizontale, Keine Beweglichkeitsdefizite Stufe 1= Oberarm erreicht Horizontale durch Druck des Testers, leichte Beweglichkeitsdefizite Stufe 2= Oberarm erreicht Horizontale auch unter Druck nicht, deutliche Beweglichkeitsdefizite	**Rechts:** Stufe 0 wurde problemlos erreicht **Links:** Stufe 0 wurde problemlos erreicht Keine Beweglichkeitsdefizite
M. iliopsoas	Stufe 0= Oberschenkel erreicht Horizontale, keine Beweglichkeitsdefizite Stufe 1= Oberschenkel erreicht Horizontale durch Druck des Testers, leichte Beweglichkeitsdefizite Stufe 2= Oberschenkel erreicht Horizontale auch durch Druck des Testers nicht, deutliche Beweglichkeitsdefizite	**Rechts:** mit Hilfe von Druck konnte Stufe 1 erreicht werden **Links:** Stufe 1 wurde mit Hilfe erreicht Beidseits wurde ein leichtes Beweglichkeitsdefizit festgestellt

M. rectus femoris	Stufe 0= Unterschenkel hängt senkrecht ab, keine Beweglichkeitsdefizite Stufe1= Unterschenkel erreicht 90° im Kniegelenk durch Druck des Testers, leichtes Beweglichkeitsdefizit Stufe2= Unterschenkel erreicht 90° im Kniegelenk auch durch Druck des Testers nicht, deutliches Beweglichkeitsdefizit	**Rechts:** Stufe 1 **Links:** ebenfalls Stufe 1 Es handelt sich um ein leichtes Beweglichkeits-defizit beidseits
Mm. ischiocrurales	Stufe 0= Hüftflexion im Ausmaß von 90° möglich, keine Beweglichkeitsdefizit Stufe1= Hüftflexion im Ausmaß zwischen 80°-90° möglich, leichtes Beweglich-keitsdefizit Stufe 2= Hüftflexion nur unter 80° mög-lich, deutliches Beweglichkeitsdefizit	**Rechts:** Stufe 1 **Links:** Stufe 1 In den Mm. Ischiocrura-les wurde ein leichtes Beweglichkeitsdefizit festgestellt
Mm. Triceps surae	Stufe 0= Dorsalextension bis 0° möglich, kein Beweglichkeitsdefizit Stufe 1= Dorsalextension möglich; 0° wird nicht erreicht, leichtes Beweglich-keitsdefizit Stufe 2= Dorsalextension nur bis 10° un-ter 0°-Stellung möglich, deutliches Be-weglichkeitsdefizit	**Rechts:** Stufe 0 **Links**: Stufe 0 Keine Beweglichkeitsde-fizite

Aus dem Muskelfunktionstest nach Janda resultierend konnten bei der Probandin so-wohl rechts als auch links leichte Beweglichkeitsdefizite im M. iliopsoas, M. rectus femoris und den Mm. Ischiocrurales diagnostiziert werden. Die restlichen getesteten Muskelgruppen weisen keine Defizite auf. Die Beweglichkeitsdefizite befinden sich also hauptsächlich im unteren Bereich des Körpers. Anhand der Testergebnisse kann man feststellen, dass die Testperson im Oberkörper sehr gut beweglich ist. Der Fokus im Beweglichkeitstraining sollte primär auf den Unterkörper gelegt werden.

Für die Patientin ist es nun wichtig, dass die Bewegungseinschränkungen durch Dehn-übungen verbessert werden. Eine Dehnung der Mm. ischiocrurales, des M. iliopsoas und des M. rectus femoris sind von entscheidender Wichtigkeit für einen Trainingser-folg. Des Weiteren wäre die Kräftigung der Antagonisten eine optimale Ergänzung, damit muskuläre Dysbalancen ausgeglichen werden können und atrophierte Muskulatur aufgebaut wird.

3   Teilaufgabe 3- Trainingsplanung Beweglichkeitstraining

In dem folgenden Dehnprogramm für die Probandin werden alle wichtigen Muskel-Gelenk-Systeme berücksichtigt, wobei der Schwerpunkt auf die zuvor getesteten Bewegungsdefizite (M. rectus femoris, Mm. Ischiocrurales, M. iliopsoas) gelegt wird. Um eine größtmögliche Verbesserung zu erzielen, wird das Optimalprogramm als Belastungsgefüge vorgesehen, welches in der nachfolgenden Tabelle aufgezeigt wird. Dieses Belastungsgefüge gilt für alle zur Anwendung kommenden Dehnübungen im nachfolgenden Beweglichkeitstrainings.

Tab. 4: Optimalprogramm für ein Dehntraining

Belastungsparameter	Optimalprogramm
Dehndauer	Ca. 45 Sekunden
Serienzahl	3-4
Trainingshäufigkeit pro Woche	5-7x

Für einen wirksamen Reiz sollten Dehnübungen regelmäßig absolviert werden. Als ausreichend werden 3-5 Trainingseinheiten pro Woche angesehen. Die optimale Dehndauer liegt zwischen 30 und 45 Sekunden (Schönthaler & Ohlendorf, 2002). Eine länger anhaltende Dehnung führt zu keinem zusätzlichen Nutzen. Durch eine möglichst hohe Dehnspannung unterhalb der Schmerzschwelle lassen sich optimale Ergebnisse erzielen (Walker, 2014, S. 43). Starke Schmerzen sollen jedoch vermieden werden, da sich hie die Muskelspannung im gedehnten Muskel reflektorisch bedeutsam erhöht und die Dehnbarkeit somit behindert wird (Klee, 2003, S. 89). Aufgrund der sportlichen Fitness der Probandin und ihrer hohen Trainingsmotivation wird ein intensives Dehntraining durchgeführt. Zudem ist die Anwendung einer aktiven Dehnmethode möglich, da eine ausreichende Muskelkraft im Antagonisten sowie koordinative Muskelanspannung vorhanden sind, um einen Dehnungsreiz zu erzielen.

Da dieses Dehntraining als eigenständige Trainingseinheit aufgestellt wurde, ist eine Satzanzahl von 4 durchaus sinnvoll. Beim dynamischen Dehnen ist es wichtig, dass zu Beginn ein Aufwärmprogramm durchgeführt wird. Es dient der Aktivierung und federnden Dehnung der Muskelgruppe und muss kontrolliert durchgeführt werden, um eine Verletzung zu vermeiden. Die dynamische Dehnung kann entweder mit einer leicht federnden Bewegung in der Endposition der Dehnung erfolgen oder aber durch eine wiederholte, rhythmische Bewegung zwischen Dehnposition und Lockerung.

Zu Beginn des Dehntrainings findet ein lockeres Aufwärmtraining (5min) statt, welches aus verschiedenen Gangarten und Lauftempi besteht. Es dient lediglich einer leichten Erhöhung der Körpertemperatur (Muskulatur ist arbeitsfähiger), zur mentalen Vorbereitung auf das Training und zum „locker werden" der Probandin. Des Weiteren werden Hinweise zur korrekten Atmung während des Trainings (ruhig und gleichmäßig, Ausatmen bei der Dehnphase) gegeben. Jede Dehnposition wird kontrolliert und gleichmäßig wieder verlassen, damit es zu keinen Verletzungen oder Durchblutungsstörungen kommt. In Anlehnung an diese Vorgaben und angepasst an den zeitlichen Verfügungsrahmen der Probandin wurde das aufgeführte Belastungsgefüge festgelegt.

Begonnen wird das Trainingsprogramm mit einer dynamischen Dehnung des M. trapezius pars descendens. Ausgangsposition ist der aufrechte Stand, Blick nach vorne, die Rumpfmuskulatur ist angespannt, die Knie leicht gebeugt und das Becken aufgerichtet (Vermeidung einer LWS Hyperlordose). Der Kopf wird zur Seite geneigt und nun die gegenüberliegende Schulter nach unten gezogen (passiv statische Dehnung). Die Schulter wird nun dynamisch abwechselnd nach oben hin angehoben und wieder nach unten gezogen (aktiv dynamisch). Zur Verstärkung der Dehnung kann das Ohr zur Decke gezogen werden. Diese Durchführung wird zunächst auf der einer Seite durchgeführt und im Anschluss auf der anderen. Die angewandte Dehnmethode ist dynamisch/aktivpassiv kombiniert, da aktiv eine Schulterblattdepression vorgenommen wird und passiv der Kopf durch die Schwerkraft auf der kontralateralen Seite nach unten gezogen wird. Diese Übung ist koordinativ einfach und dient als leichten Einstieg in das Training.

Als zweite Übung wird die hintere Schulter statisch gedehnt (M. deltoideus pars spinata, M. trapezius pars transversa, Mm. rhomboidei). Ausgangsposition ist der Stand. Der Arm wird mit gebeugtem Ellbogengelenk vom Körper abgespreizt und dann in Schulterhöhe fixiert. Die Hand liegt über der Schulter der anderen Seite. Die Dehnung wird eingenommen, indem mit der freien Hand ein Druck auf den Ellenbogen ausgeübt wird und der angewinkelte Arm somit in Richtung des Oberkörpers geschoben wird. Diese Position wird nun statisch gehalten und im Anschluss auf der anderen Seite wiederholt. Die angewandte Dehnmethode ist hier statisch/ passiv.

Bei der dritten Übung werden der M. pectoralis major, M. biceps brachii und der M. deltoideus pars clavicularis dynamisch gedehnt. Hierfür wird wieder ein Stand eingenommen, die Hände werden hinter dem Körper verschränkt, wobei die Handinnenflächen zueinander zeigen. Die gestreckten Arme werden nun aktiv nach oben gezogen, um die Dehnposition einzunehmen. Die Arme werden im Wechsel angehoben und wieder gesenkt, um eine dynamische Dehnung durchzuführen. Die Schultern bleiben dabei immer tief. Die angewandte Dehnmethode ist dynamisch/ aktiv.

Darauffolgend wird die seitliche Rumpfmuskulatur dynamisch gedehnt (M. latissimus dorsi, M. obliquus externus, M. obliquus internus abdominis). Die Ausgangsposition ist ein leichter Seitgrätschstand, die Arme werden gestreckt und maximal vom Körper abgespreizt, verschränkt und über den Kopf geführt. Der Brustkorb bleibt aufgerichtet und der Oberkörper wird nun leicht zur Seite geneigt, wobei die Beckenachse gerade bleibt. Die Dehnung wird durch einen aktiven Zug nach oben an den gegenüberliegenden Arm verstärkt. Der Oberkörper wird nun dynamisch wieder in Richtung Mittellinie bewegt und anschließend dynamisch wieder in die Dehnung hinein. Diese Ausführung wird in beide Richtungen durchgeführt. Die verwendete Dehnmethode ist dynamisch/ aktiv.

Bei der folgenden fünften Übung werden die Mm. errector spinae dynamisch gedehnt, hierfür wird ein Vierfüßler Stand eingenommen. Die Bauchmuskulatur wird aktiv angespannt und die Wirbelsäule nach oben gewölbt (vgl. „Katzenbuckel"). Es wird abwechseln die Bauchmuskulatur etwas gelöst und die Wirbelsäule nach unten hingestreckt und daraufhin wieder gewölbt. Die Dehnmethode ist dynamisch/aktiv.

Es folgt eine Dehnübung für den M. glutaeus (maximus, medius, minimus), wofür eine Rückenlage eingenommen wird. Ein Bein wird in einer Knieflexion aufgestellt und das andere wird in der Hüfte nach außen rotiert und mit dem Unterschenkel auf dem Stützbein abgelegt. Die Dehnung erfolgt über das Abheben und Heranziehen zum Körper des Stützbeines. Diese Position wird statisch gehalten und danach auf der anderen Seite durchgeführt. Die Dehnmethode hier ist statisch/passiv.

Der Fokus der nächsten Übung liegt auf den Mm. Ischiocrurales (M. biceps femoris, M. semimembranosus, M. semitendinosus). Die Durchführung der Übung findet ebenfalls in Rückenlage statt. Ein Bein wird aufgesetzt und im Knie gebeugt, das andere Bein wird an der Oberschenkelrückseite gegriffen und gebeugt zum Körper ran gezogen. Die

Dehnung wird eingenommen, indem das Bein so weit wie möglich gestreckt wird mit Hilfe der Kontraktion des M. quadriceps femoris. Diese Position wird statisch gehalten und im Anschluss auf der anderen Seite durchgeführt. Die Dehnmethode ist statisch/aktiv-passiv, da hier passiv gedehnt wird durch den beidhändigen Zug am Oberschenkel in maximal mögliche Hüftflexion und aktiv durch die maximale aktive Kniegelenkextension.

Im Anschluss folgt eine weitere Übung für die Mm. ischiocrurales und den Mm. tricceps surae. Es wird eine sitzende Position eingenommen, ein Bein wird angewinkelt und das andere Bein liegt gestreckt auf. Nun wird mit den Händen zu den Zehenspitzen des gestreckten Beins gegriffen. Das Knie befindet sich in einer maximalen Extension und die Zehenspitzen werden in eine Dorsalextension zum Körper hingezogen. Diese Spannung wird statisch gehalten und im Anschluss mit dem anderen Bein durchgeführt. Hier wird eine statische/passive Dehnmethode angewendet.

Es folgt eine Übung für den M. quadriceps femoris, welche in Seitenlage durchgeführt wird. Der Kopf wird dabei abgelegt. Das obere Bein wird im Kniegelenk gebeugt und mit der Hand des oberen Armes am Sprunggelenk gefasst, damit die Ferse maximal zum Gesäß gezogen werden kann. Das Becken wird gekippt, damit die Dehnposition eingenommen werden kann. Das Becken wird dynamisch abwechselnd gekippt und wieder leicht aufgerichtet. Die Oberschenkel bleiben dabei dauerhaft parallel zueinander und zum Boden. Es werde beide Seiten nacheinander durchgeführt. Hierbei handelt es sich um eine dynamische/aktiv-passive Dehnmethode. Passiv auf Grund des Zugs am Unterschenkel in maximal mögliche Kniegelenkflexion und eine aktive Hüftgelenkextension.

Zuletzt folgt eine Übung für den M. iliopsoas und den M. rectus femoris, diese Übung erfolgt mit Hilfe des postisometrischen Dehnens. Die Übung beginnt im Kniestand. Das vordere Bein wird aufgestellt, das Kniegelenk ist gebeugt und der Fuß steht vor dem Knie. Das hintere Bein liegt komplett auf dem Boden auf. Um die Dehnposition einzunehmen wird das Becken abgesenkt und der Körperschwerpunkt nach vorne gebracht. Der Brustkorb wird geöffnet und die Schultern nach hinten gezogen, die Rumpfwirbelsäule führt eine Extension durch, wobei das Becken nach vorne geschoben wird, damit Spannung in die Oberschenkelvorderseite kommt. Zu Beginn der Übung wird eine leichte Dehnposition eingenommen, nun wird die gedehnte Muskulatur für ca. 6-10 Sekunden isometrisch kontrahiert. Direkt im Anschluss wird die Muskulatur für 2-3 Sekunden völlig entspannt. Nun wird die Dehnposition wieder passiv eingenommen, jedoch mit einem deutlich spürbaren Dehnreiz und für 10-20 Sekunden statisch gehalten. Dieser Wechsel von isometrischer Kontraktion und Dehnung wird für insgesamt ca. 60 Sekunden wiederholt (Hohmann, Lames & Letzelter, 2002, S. 100). Die hier verwendete Dehnmethode ist postisometrisch/passiv.

4   Teilaufgabe 4- Trainingsplanung Koordinationstraining

Die Probandin ist koordinativ fit und dementsprechend gut belastungsfähig. Voraussetzungen für das folgende Training ist ein intakter Gleichgewichtsinn, eine ausreichend muskuläre Stabilisationsfähigkeit und ein ausgeruhter Zustand ohne Ermüdung.

In der aufgeführten Tabelle wird das Belastungsgefüge für das nachfolgende Koordinationstraining ersichtlich. Vor Beginn des Trainings erfolgt wie beim Dehntraining ein kurzes Aufwärmen von 5-10min.

Tab. 5: Belastungsparameter Koordinatives Training (modifiziert nach Chwilkowski, 2006, S. 61; Häflinger & Schuba, 2007, S. 61)

Gesamttrainingsdauer	30-45min
Pausendauer	>45 Sekunden
Sätze pro Übung	4
Haltedauer statische Übung	30-60 Sekunden
Wiederholungen dynamische Übung	15-30
Trainingshäufigkeit pro Woche	5-7x

Das dargestellte Belastungsgefüge bezieht sich auf eine leistungsfähige Probandin. Jede Übung wird zusätzlich über das subjektive Belastungsempfinden beurteilt. Aus diesem Grund sind die Vorgaben der Haltedauer und der Wiederholungszahlen in einer relativ großen Spannungsbreite angegeben und bei jeder Übung individuell anzuwenden. Die Belastungssteuerung beruht auf Basis neuromuskulärer Ermüdung, sind also Anzeichen wie Muskelzittern oder Kontrollverlust bei einer Bewegung zu erkennen wird die Übung abgebrochen. Die Progression des Schwierigkeitsgrades erfolgt über die Veränderung der Körperausgangsstellung unter Anwendung der methodisch-didaktischen

Prinzipien. Begonnen wird mit statischen Übungen, welche auf dynamische Übungen übergehen (Chwilkowski, 2006, 60ff; Häfelinger & Schuba, 2007, S. 61).

Tab. 6: Übungsauswahl für das Koordinationstraining (eigene Darstellung)

Übung	Übungsbeschreibung
Statischer Einbeinstand	Zunächst statische Stabilisierung, dann Verlagerung des Körperschwerpunktes in alle Richtungen, zunächst jeweils mit geöffneten Augen, dann mit geschlossenen
Dynamischer Einbeinstand	Im Einbeinstand werden gegenläufig das Spielbein und die Arme vorwärts und rückwärts geschwungen, Tempo langsam erhöhen, mit geöffneten Augen, dann mit geschlossenen
Standwaage	Aus dem Einbeinstand wird das Spielbein und der Oberkörper in die Horizontale verlagert
Wackelbrett Einbeinstand	Einbeinstand in frontale Richtung, Längsrichtung und in der Diagonalen
Einbeinstand Therapiekreisel statisch	Aufrechte Einbeinstand stabilisieren, geöffnete Augen, dann geschlossene Augen
Kniebeuge Therapiekreisel dynamisch	Kniebeugen auf dem Therapiekreisel
Einbeinstand Therapiekreisel Ball	Im Einbeinstand einen Ball gegen die Wand werfen und wieder fangen
Einbeinstand Therapiekreisel jonglieren	Im Einbeinstand stabilisieren und anschließend mit zwei Bällen jonglieren
Ausfallschritte	Ausfallschritte zunächst mit dem vorderen Bein auf dem Air-ex Kissen, dann auf dem Therapiekreisel, dann vorderes auf Therapiekreisel und hinteres auf Air-ex Kissen

Das Trainingsprogramm wird leicht mit einem statischen Einbeinstand begonnen, dieser wird zunächst nur statisch stabilisiert und gehalten. Kann diese Übung gut umgesetzt werden, wird nun der Körperschwerpunkt in alle Richtungen verlagert. Beide Übungen werden zu Beginn mit geöffneten Augen durchgeführt, ist das machbar werden beide Übungen mit geschlossenen Augen durchgeführt. Im Anschluss folgt eine dynamische Übung im Einbeinstand. Hierbei wird aus dem stabilen Einbeinstand das Spielbein gegenläufig mit den Armen vorwärts und rückwärts geschwungen, dabei wird das Tempo sukzessiv erhöht (durch erhöhte reaktive Kräfte bei steigendem Tempo wird das reflektorische Stabilisationsvermögen verbessert). Außerdem wird hier die gleichzeitige Bein- und Armkoordination trainiert. Auch diese Übung wird erst mit geöffneten Augen durchgeführt und im Anschluss mit geschlossenen probiert. Als dritte Übung folgt die Standwaage, aus dem Einbeinstand werden Spielbein und Oberkörper in die Horizontale verlagert und diese Position gehalten. Als nächstes wird ein Wackelbrett als Hilfsmittel zur Hand genommen. Man beginnt direkt im Einbeinstand und bewegt sich nun in frontale Richtung, Längsrichtung und in die Diagonale. Im Anschluss kommt ein Therapiekreisel zum Einsatz. Hierbei wird ein aufrechter Stand einbeinig statisch gehalten. Auch diese Übung wird zu Beginn mit geöffneten Augen und im Anschluss mit geschlossenen Augen durchgeführt. Als nächstes folgt eine dynamische Übung auf dem Therapiekreisel. Beide Füße sind stabil positioniert, nun wird eine Kniebeuge durchgeführt, dies erschwert die Stabilisierung des Gleichgewichts enorm. Der Körperschwerpunkt wird abgesenkt und dadurch muss permanent die Störung des Gleichgewichts auf der instabilen Unterlage stabilisiert werden. Für die danach folgende Übung wird zusätzlich ein Ball zur Hilfe genommen, um den koordinativen Anspruch zu erhöhen wird hier eine Zusatzaufgabe eingebaut. Es wird wieder ein Einbeinstand auf dem Therapiekreisel eingenommen und zusätzlich wird der Ball nun gegen ein Ziel auf einer Wand geworfen und wieder aufgefangen. Somit wird hier durch die gleichzeitige Ausführung beider Aufgaben die Simultankoordination geschult (Neumaier, 2009). Hier ist also zusätzlich noch eine hohe Genauigkeit beim Werfen gefragt, um das Ziel zu treffen (Präzisionsdruck). Bei der folgenden Aufgabe liegt dieselbe Ausgangsposition vor, nur werden hier nun zwei Bälle jongliert, anstelle des Werfens eines Balles. Ebenfalls wird hier die Simultankoordination geschult. Die Probandin wird hierbei also unter Organisationsdruck gestellt. Zuletzt folgen Ausfallschritte, wobei zunächst das vordere Bein auf einem Air-ex Kissen steht und das hintere Bein auf dem Therapiekreisel, die Unterlagen werden im weiteren Verlauf dann getauscht, sodass jedes Bein mal vorne auf dem Air-ex Kissen und dem Therapiekreisel stand. Durch die unterschiedlichen instabilen Unterlagen ist ein besonders guter Gleichgewichtssinn gefragt.

Die Übungen wurden anhand des Leistungszustandes so zusammengestellt, weshalb auch direkt im Einbeinstand begonnen werden kann. Allgemein richtet sich die Übungs-reihenfolge nach den didaktisch-methodischen Prinzipien. Zunächst einfache Anforde-rungen, dann komplexe, das heißt erst stabilisierend (statisch, Halteaufgaben), dann dynamisch mit Einsatz der Extremitäten und zum Schluss mit Zusatzaufgaben, welche die Aufmerksamkeit von der Körperhaltung ablenken sollen, um so das reflektorische Stabilisationsvermögen zu verbessern. Ebenfalls wurde zu Beginn ohne Hilfsmittel ge-arbeitet, diese wurden erst nach und nach eingesetzt, um die Schwierigkeit durch insta-bile Unterlagen zu erhöhen. Zudem werden einige Übungen zuerst mit geöffneten Au-gen und im Anschluss mit geschlossenen Augen durchgeführt, dies hat den Hintergrund die Tiefensensibilität zu schulen, da die Raumorientierung durch den Wegfall der opti-schen Komponente erschwert wird. In jedem Fall muss bei jeder Übung auf eine korrek-te achsengerechte Körperhaltung geachtet werden.

5   Teilaufgabe 5- Literaturrecherche

Tab. 7: Gegenüberstellung der Studien (modifiziert in Anlehnung an Zakaria et al.,2015; Pope et al., 2000)

	Zakaria et al. (2015)	Pope et al. (2000)
Fragestellung(en)	Ist statisches Dehnen nach dem dynami-schen Aufwärmen für die Vorbeugung von Verletzungen bei High-School-Fußballsportlern von Nutzen?	Wie wirkt sich die Muskeldehnung während des Aufwärmens auf das Risi-ko von trainingsbedingten Verletzungen aus?
Stichprobe	499 männliche Studenten und Athleten begannen die Studie, 465 schlossen diese ab, aus 12 High Schools und 22 Teams	1538 männliche Armeerekruten
Materialien/Test	- Dynamisches Stretching-Protokoll und dynamisch + stati-sches Stretching-Protokoll - Untersuchung: Verletzungen der unteren Extremitäten, des Rump-fes und des unteren Rückens pro Team. - 12 Teams mit dem dynamisches Streching Protokoll	- nach dem Zufallsprinzip Zu-ordnung in Dehnungs- oder Kontrollgruppen - Beide Gruppen führten aktive Aufwärmübungen vor der kör-perlichen 12-stündigen Trai-ningseinheit durch - Die Stretchgruppe führt bei jedem Aufwärmen eine stati-

	Zakaria et al. (2015)	Pope et al. (2000)
	- 10 Teams das dynamische+ statische Streching-Protokoll (D+S)	sche 20sek-Dehnung für jede der sechs Hauptbeinmuskelgruppen durch. - Die Kontrollgruppe dehnte sich nicht aus.
Untersuchungsdesign	Prospektive cluster randomisierte Studie	randomisierte klinische Studie
Hauptergebnisse	- 17 Verletzungen unter den Teams mit dem dynamischen Stretching-Protokoll - 20 Verletzungen unter den Teams, die das D + S-Protokoll durchführten - keinen statistisch signifikanten Unterschied bei den Verletzungen zwischen den beiden Gruppen - keinen Unterschied zwischen dynamischem Stretching und D + S-Stretching bei der Prävention von Verletzungen der unteren Extremitäten, des Rumpfes und des Rückens bei der Stichprobe - Statisches Dehnen bietet keinen zusätzlichen Nutzen für dynamisches Dehnen bei der Vorbeugung von Verletzungen vor dem Training.	- In der Trainingszeit wurden 333 Verletzungen der unteren Extremitäten registriert, darunter 214 Weichteilverletzungen. - Es gab 158 Verletzungen in der Stretchgruppe und 175 in der Kontrollgruppe. - Kein signifikanter Effekt des Dehnens vor dem Training auf das Risiko aller Verletzungen, das Weichteilverletzungsrisiko oder das Knochenverletzungsrisiko - Das Alter sagt das Verletzungsrisiko signifikant voraus, aber Größe, Gewicht und Body-Mass-Index nicht. - Die statischen Dehnübungen während des Aufwärmens vor dem Training führen nicht zu einer klinisch signifikanten Verringerung des Risikos für trainingsbedingte Verletzungen bei Armeerekruten.

6 Literaturverzeichnis

Chwilkowski, C. (2006). *Medizinisches Koordinationstraining - Verbesserung der Hal tungs- und Bewegungskoordination durch Propriozeption* (2. Aufl.). Köln: Deut scher Trainer Verlag.

Häfelinger, U. & Schuba, V. (2007). *Koordinationstherapie – propriorezeptives Trai ning* (Wo Sport Spaß macht, 3., überarb. Aufl.). Aachen: Meyer & Meyer.

Hohmann, A., Lames, M., Letzlelter, M. (2002). *Einführung in die Trainingswissen schaft.* (2. Aufl.) Limpert.

Klee, A. (2003). *Methoden und Wirkungen des Dehntrainings.* Schorndorf: Karl Hof mann.

Freiwald, J. (2004). *Dehnen-Legenden, Fakten.*Vortrag, Waldenburg.

Janda, V. (2000). *Manuelle Muskelfunktionsdiagnostik* (4. Aufl.). München: Urban & Fischer.

Neumaier, A. & Mechling, H. (1994). Taugt das Konzept „koordinativer Fähigkeiten" als Grundlage für sportartspezifisches Koordinationstraining? In P. Blaser, K. Witte & C. Stucke (Hrsg.), *Steuer- und Regelvorgänge der menschlichen Motorik* (S. 93-105). Sankt Augustin: Academia.

Pope, R. P., Herbert, R. D., Kirwan, J. D., Graham, B. J. (2000). A randomized trial of preexercise stretching for prevention of lower-limb injury. Zugriff am 20.09.2021. Verfügbar unter: https://pubmed.ncbi.nlm.nih.gov/10694106/

Schönthaler, S. R. & Ohlendorf, K. (2002). *Biomechanische und neurophysiologische Veränderungen nach ein- und mehrfach seriellem passiv-statischem Beweglich-keitstraining* (Wissenschaftliche Berichte und Materialien/ Bundesinstitut für Sportwissenschaft, 1. Aufl.). Köln: Sport und Buch Strauß.

Walker, B. (2014). *Anatomie des Strechings: Mit der richtigen Dehnung zu mehr Be weglichkeit.* (1. Aufl.). Riva.

Zakaria, A. A, Kiningham, R. B., Sen, A. (2015). effects of Static and Dynamic Stretching on Injury Prevention in High School Soccer Athletes: A Randomized Trial. Zugriff am 20.09.2021. Verfügbar unter: https://pubmed.ncbi.nlm.nih.gov/25933060/

7 Abbildungs- und Tabellenverzeichnis

7.1 Tabellenverzeichnis

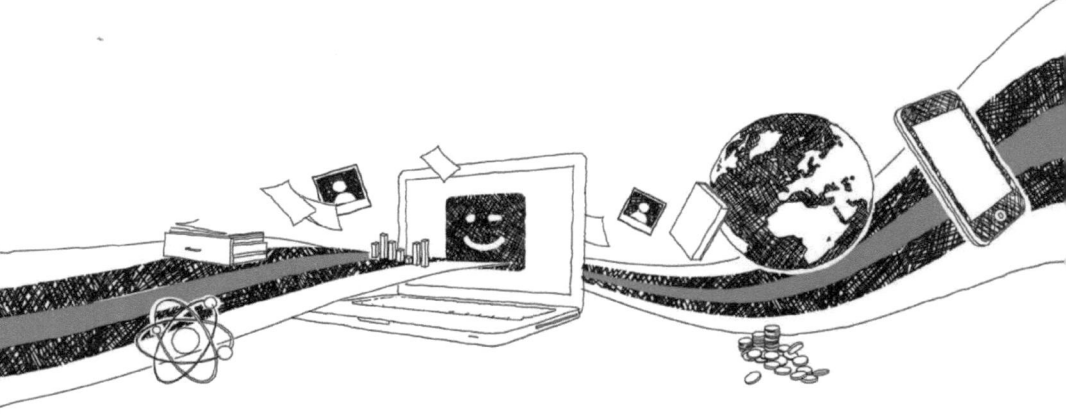
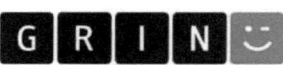